子どもの目が ぐんぐんよくなる！ 1日たった30秒見るだけでかんたん視力アップ！

視力回復 スーパー3Dアイ

日本リバース院長 今野清志〈監修〉　ジョージ3＋鴨下惠子〈著〉

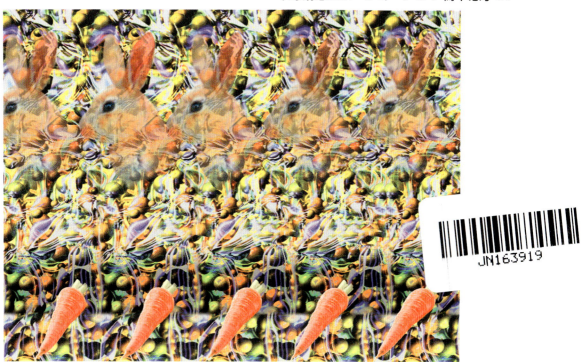

日本文芸社

はじめに

　私は目に大切なのは、1日10万回以上も動かすという眼筋（毛様体筋）を鍛えたり休ませたりすること、また、酸素を体に充分に取り入れて、血流をよくすることだと考えます。

　そのため、来院する目の悩みを抱えた方々に、ふだんから目のタッピングや指圧など様々な療法を施していますが、本書のように、3D立体画像を見てバランス良く眼筋を鍛えることは、目にとって最適なトレーニングだと思います。

　目のトラブルの多くは、眼筋の緩みや固まりによりピント調節がうまくいかないために起こりますので、これを鍛えて正常に機能するように戻すことによって、近視や遠視をはじめ、乱視、老眼にも効果があります。
　また、毛様体筋を鍛えることは、"目の栄養水"である眼房水の生産が安定して、目の栄養失調を予防します。

　付属のピンホールめがねは、目の正常なピント調節トレーニングにも、目を休ませることにもなります。特に子どもの目の筋肉はまだ柔軟性がありますのでぜひ活用してください。
　私のお勧めは、目のマッサージ、ジャンプ運動、蒸しタオルで目を温めることです。これらを併せて行えば、お子さんの目に良いことは間違いありません。

　視力回復に年齢制限はありませんが、早い段階のお子さんのほうがより効果が現れやすいのです。本書を活用し、親子で楽しみながら視力回復に取り組んでいただければ幸いです。

日本リバース院長
今野清志

ステレオグラムとは？ ★お子さんといっしょにお読みください。

　人間の2つの目は横並びについているため、右の目と左の目で見るものは少し違った角度になります。これを視差といい、この視差が頭の中で1つに合体することによって、ものが立体的に見えるのです。そして平面である絵や写真を、裸眼やレンズを使って立体的に見る方法を、ステレオグラムといいます。

　近くのものは視差が大きく、遠くのものは小さくなります。遠方の月や山、雲などは視差がほぼゼロなので、細かい遠近はまったくわかりません。わかると思ったら、それは錯覚です。

　立体視には「交差法」と「平行法」という2つの方法があります。

　右図のように、交差法では右目で左の絵、左目で右の絵というように視線を交差させて見ます。平行法では視線が平行になるようにして見ます。どちらの見方も通常の見方とは異なり、左右の目が別々の場所を見るようになっています。

　立体視用の絵や写真は平面にもかかわらず、立体物を見るときのように右と左が微妙に異なるような作り方をしています。つまり左右の絵や写真に視差を作っているのです。

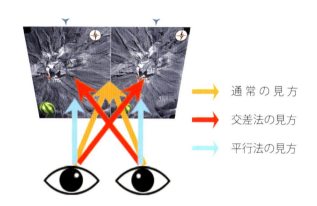

通常の見方
交差法の見方
平行法の見方

　通常の立体感は、ふつうに物を見ることで自然に視差が生まれるのですが、平面の絵や写真にはそれがないので、わざわざ視差ができるような作り方をしているわけです。

　本書ではこの絵のような「2枚の絵」によるものばかりでなく、「1枚の絵」による立体視が多いのですが、その絵の中は縦の列に分かれ、それらの列が微妙に異なる視差を作っています。よくごらんになると、すべての立体視の絵には、いろいろ違うところが作られているのがおわかりになると思いますが、くわしいことは次ページ以降でご説明します。

平行法の見方

　平行法は通常の見方と違い、視点を絵よりずっと遠くに置きます。つまりふつうに見ているように、絵の上にピントを合わせるのではなく、絵よりもっと遠くのところを見るようにします。(1図)

　はじめに、(2図)のように絵の上部の● ●から 5cm くらいまで近づいて● ●にピントを合わせずに見てください。ピンぼけ状態になりますが構いません。● ●に意識を置きながら顔と絵の距離を変えて見ていると、2つの●がずれて、● ● ● ●のように4つに見えるようになります。さらに顔と絵の距離を変えていくと、4つのうちの2つが重なって、● ● ●のように3つに見える位置があります。

　3つに見えるようになったら、3つの●がまた4つや2つに戻らないように気をつけ、3つの●のうち中央の●だけを意識しながらゆっくり絵から離れます。ある程度絵から離れたら、そこで初めて絵に視点を合わせ、ピントも合わせるようにすると、2次元のはずの絵が3次元の奥行きのある絵に変わるのです。

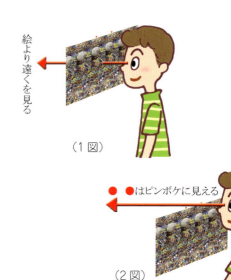

(1図)

(2図)

裸眼立体視・平行法のコツ

　立体像が浮かび上がってから、はじめてそこにピントを合わせるようにしてください。それまでは● ●や絵にピントを合わせないことが立体視のコツです。

交差法の見方

　まず本書の交差法のページを顔から約 50cm ほどの位置に開き、顔の前約 20cm のところに指を立て、その指先を見つめてください。（1 図）

　そして指先を見つめたまま、指先の延長線上にある絵の上のアイ・マーク（▼）に意識を置きます。
　見るのは指先（赤矢印）、意識するのはアイ・マーク（青矢印）、つまり眼を寄り目にして見るわけです。

　「見る場所と意識する場所が別」という方法に初めは戸惑われるかもしれませんが、慣れればなんでもないことです。45cm 〜 50cm のところに本を置き、眼と指の間をほぼ 20cm に保ち、指の位置を微妙に変えながら指先を見つめ続けます。
　その際、指先を見ていても意識の先は、左目が右のマーク、右目が左のマークの上になります（2 図）。
　両目の視線が指の上で交差するので、これを「交差法」といい、両目の視線が平行になる「平行法」とはまるで裏返しの見方になります。たとえば交差法で飛び出して見えるものは、平行法では引っ込んで見えます。その逆も同様です。

　左右の目はこのように別々の場所を見ていますが、そのときに見ているものが立体に見えるよう、2 枚の絵の中に視差を生み出すためのさまざまな違いを作っているのです。

　なお本書では、わかりやすいように、平行法のアイ・マークを●（色は赤とは限りません）、交差法のアイ・マークを▼（同）にしていますので、そのことにも注意してごらんください。

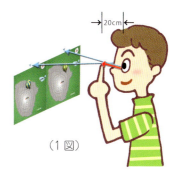

（1 図）

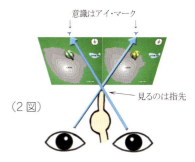

（2 図）

平行法と交差法は正反対

(1) 図を見てください。立体視するとそこには (2図) のようにドーナツ状の形が絵から離れて見えます。ただしそのドーナツは (3図) のように平行法では絵の上に浮き上がり、交差法では絵の下にめり込んで見えます。つまり前にお話したように、平行法と交差法では見え方 (飛び出し方) がまったく逆になるのです。

次に (4) 図を見てください。立体視すると山折り谷折りの絵が見えるのですが、その山と谷は、平行法で見ると (5図) のように見え、交差法では (6図) のように見えます。

そして絵の中の●は、平行法では谷の上に浮いて見え、■は山の中にめり込んで見えます。交差法で見るとまるで逆になり、■が谷の上に浮いていて、●は山の中にめり込んでいます。このように両者の浮き沈みの関係は、まるで正反対になっていることがよくわかると思います。

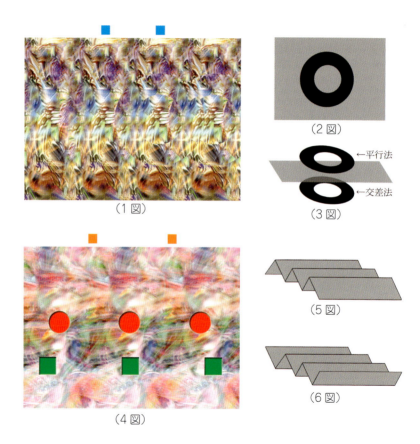

3D写真

写真技術は19世紀前半に誕生し、その数年後にはもう3D写真が考案されたといいます。日本にも明治維新前に3D技術が入り、立体視の器具もさまざまなものが工夫されました。

このページではなにも器具を使わない、裸眼立体視でごらんください。

写真1と3は平行法、写真2と4は交差法です。そして、写真5は左の2枚は平行法、右の2枚は交差法になっています。3D写真（絵でも）の場合は、このように2枚の写真（絵）の左右を入れ替えるだけで、平行法と交差法の見方も入れ替えられるのです。

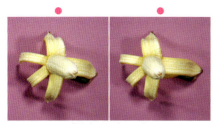

（写真1 バナナ）

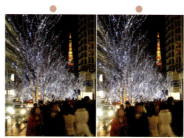

（写真3 クリスマスの街）

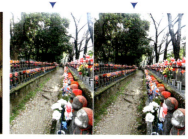

（写真4 地蔵と風車）

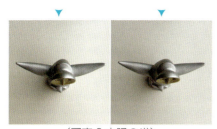

（写真2 太陽の塔）

平行法　　　交差法

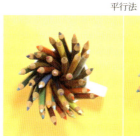 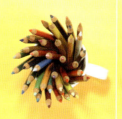 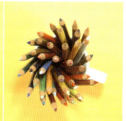

（写真5 色鉛筆）

視力回復運動

　筆者が何十年も実行して効果を上げている、視力回復運動を少しご紹介しましょう。

　まず、朝目が覚めたらすぐ目玉に刺激を与えます。指などは使わず、マブタだけに力を込めてギュッと目玉を押します。マブタや顔の表面にシワが寄ると、力がシワのほうに逃げてしまいますので、はたから見るとなにもしてないように見えるくらいに、マブタ全体で目玉をくるんでギュッと力を入れます。それを3、4回くり返すと、文字通り目玉が目が覚めます。

　歩いているときにはあたりの景色をぼんやり見ないで、見ているものをはっきり意識しながら歩きます。目玉をダラダラとムダに遊ばしたりせず、すれ違う人の靴の形や色を見る、通り過ぎる車のナンバーを読むなど、積極的に眼を動かしてやります。自分の見るものは自分でチョイスするのです。決して目玉なんかに任せないこと。目玉はすぐなまけたがり、視力の落ちる原因となります。視力が落ちたのは、なまけものの目玉に好きにさせたからなのです。誰が"親分"なのかをはっきりさせましょう。

　体がリラックスしているとき、目玉の運動をするのも効果があります。なるべく遠いところを10秒以上眺め、次いで自分の鼻の頭をやはり10秒以上見ます。

　鼻の頭が見にくければ指を1本出して指先を見つめます。それを何回かくり返したら、その後は休ませることも忘れずに。筋肉にはオンとオフが必要なのです。

　目玉の円運動や角運動も行います。いま見えている範囲いっぱいに目玉を丸く動かしたり、四角形を描くように動かして見るのです。一方向だけでなく、反対方向にも回します。思い出したらすぐやり、飽きたらすぐやめます。こういうことは飽きずに何年でも続けることが肝心ですから、飽きないように短時間ですぐやめることが長続きするヒケツです。その代わり思い出すたびになん回もやることもヒケツのうちです。「継続は力なり」という言葉を忘れないでくださいね。

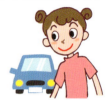

> ### 本書の付録「ピンホールめがね」について
>
> 　このピンホールめがねを通してものを見ると、カメラの絞りを大きくしたのと同様の効果があります。ふだんは見えない遠くの文字や、近くの小さな文字をラクに読むことができます。少々目が悪くなったからといってすぐにめがねをかけると、たちまち度が進んでしまうことがありますが、ピンホールめがねにはそのような心配はありません。テレビを見るときや、勉強の合間など、1日に数回、ピンホールめがねを使って見るようにしてください。
>
> 　手で持って使うことで、いつも眼の最適の位置にピンホールを合わせることができ、虹彩や眼筋によけいな刺激を与えることもありません。目は使うだけではなく、休ませることも必要です。めがねは2枚付き。ツルは長時間かける場合など、必要に応じ、切り込みに差してご使用ください。

レベル1 ここからスタートです。まず見やすい絵からはじめましょう

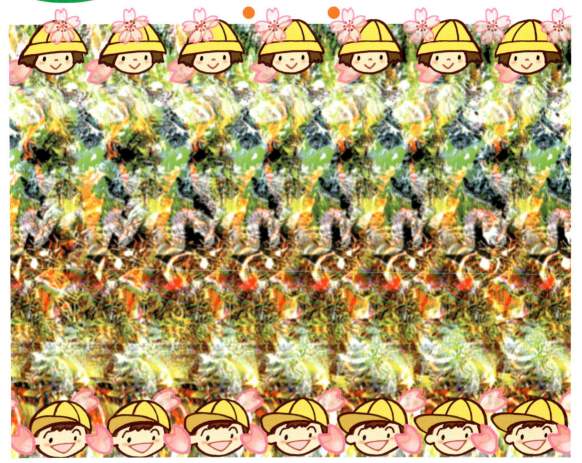

ピッカピカの1年生！　やっぱり人気は赤と黒

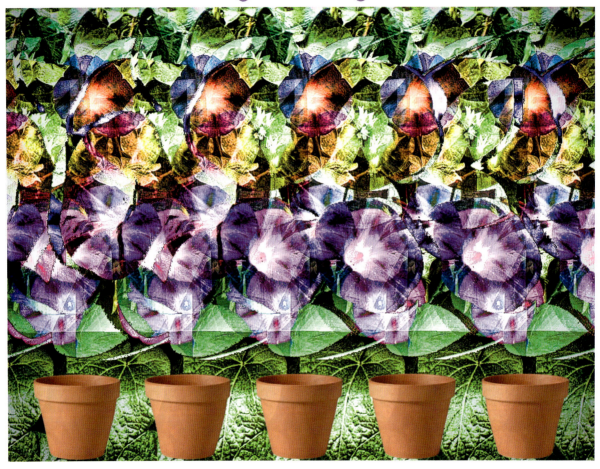

夏の花　早起きは三輪の徳

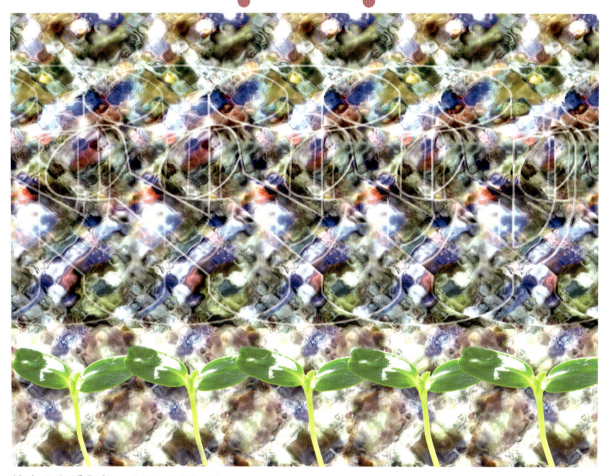

植木のお手入れ　水やりを忘れずに

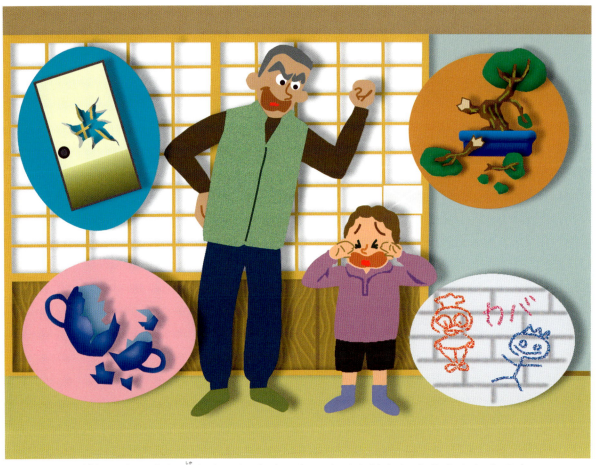

ケンタくんがじいちゃんに叱られています。ケンタくんはなにをやらかしたのか、右ページを見て答えてください。

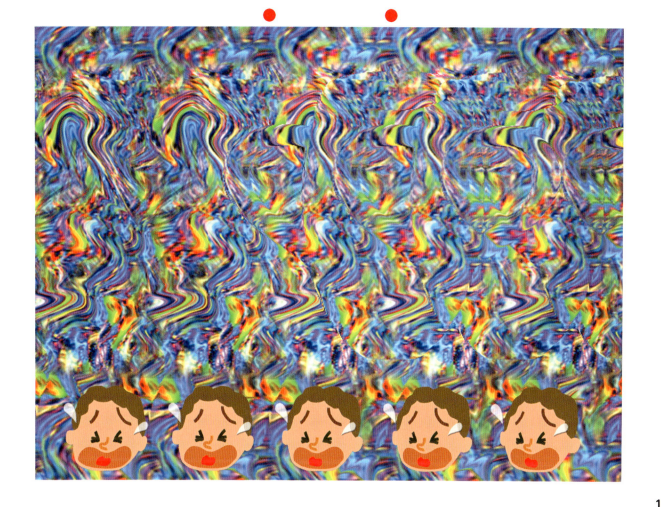
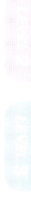

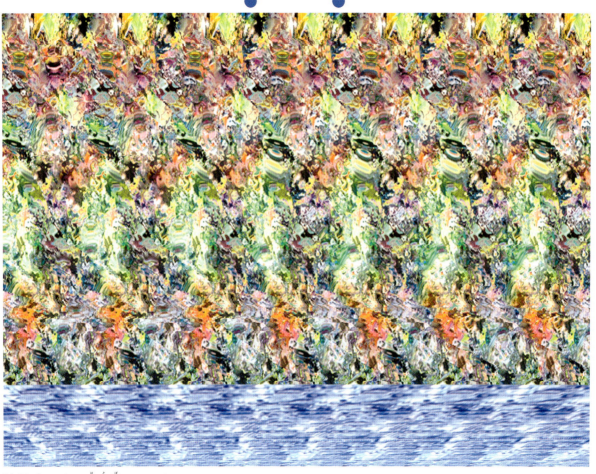

渡り鳥　冬に波止場にいます

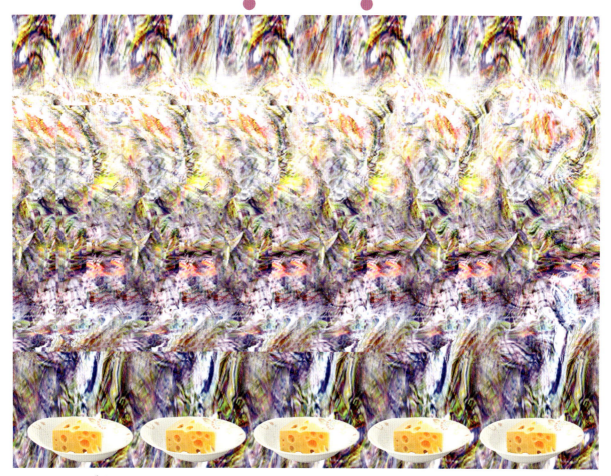

はい、チーズ！　最近はスマホが主流

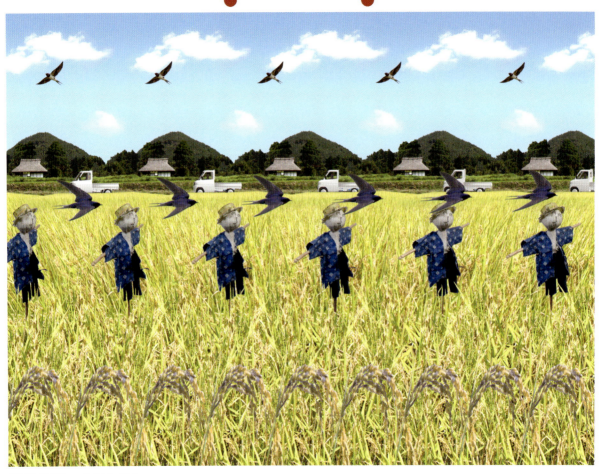

実りの秋　今年も豊作

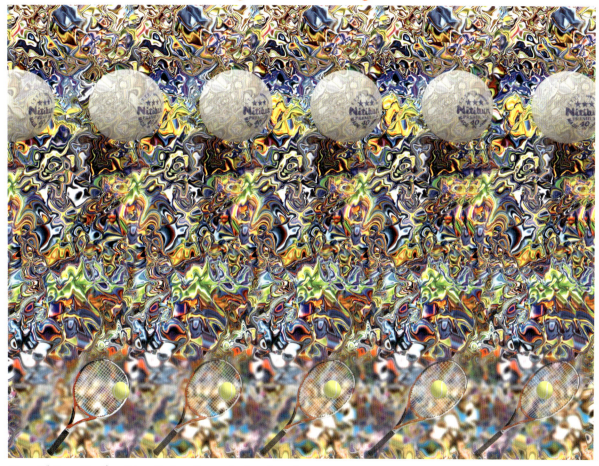

テーブル・スポーツ　ミウ、ミマ、ヒナ、ミュウ……

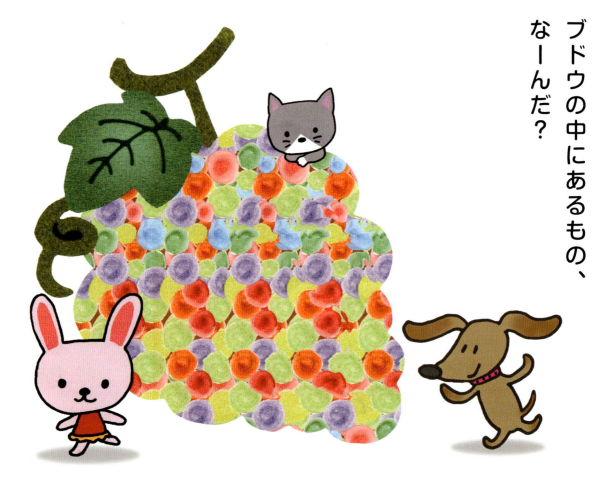

ブドウの中にあるもの、なーんだ？

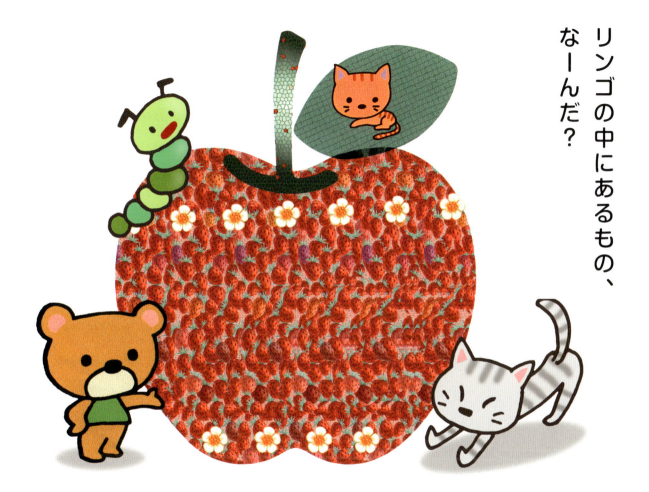

リンゴの中にあるもの、なーんだ？

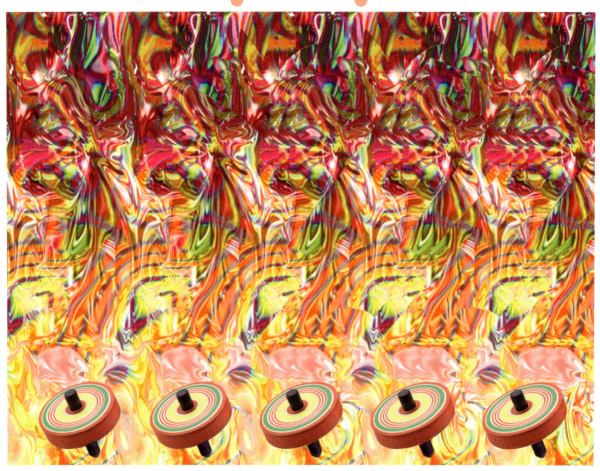

正月遊び　バドミントンの元祖？

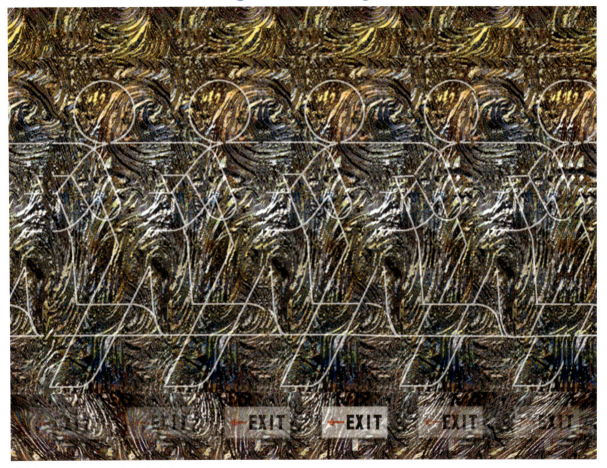

逃げる　はい、みんな落ち着いて！

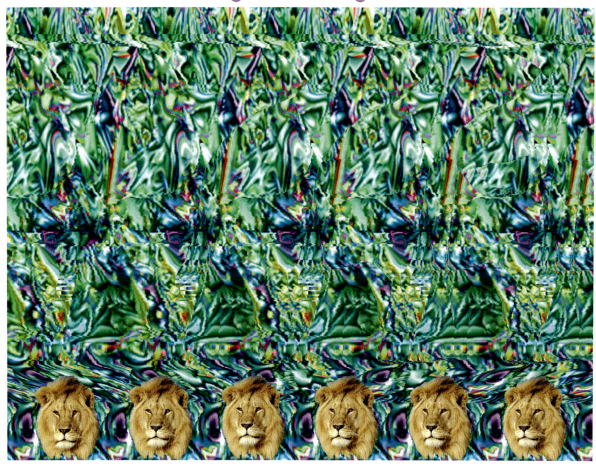

陸の王者　でも、草食です

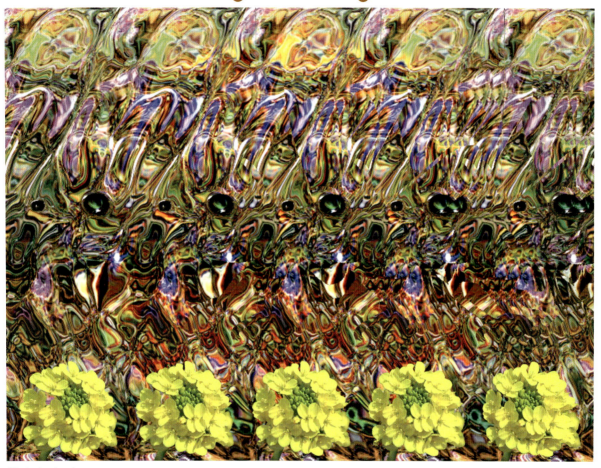

花をもとめて　イッピキでも○○

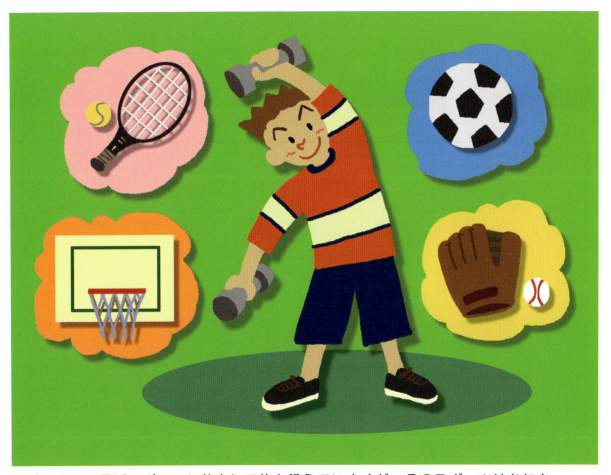

カズシくんは最近スポーツに熱中して体を鍛えていますが、そのスポーツはなにか、右ページを見て答えてください。

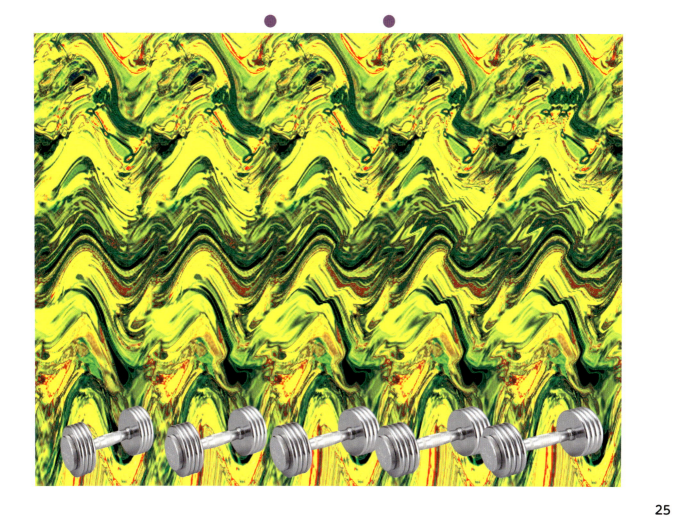

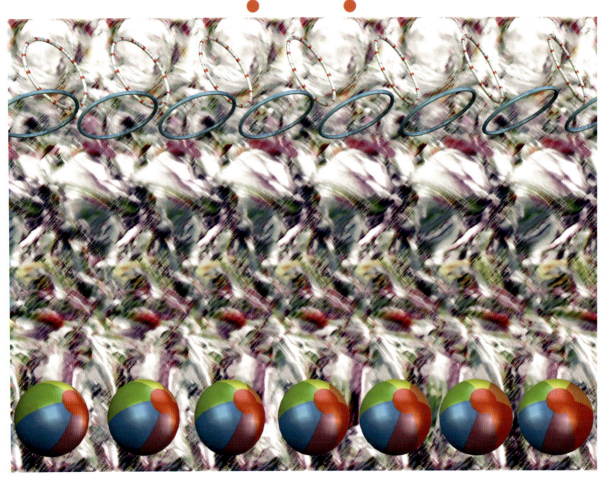

水族館のジャグラー　ボールを扱えば名人です

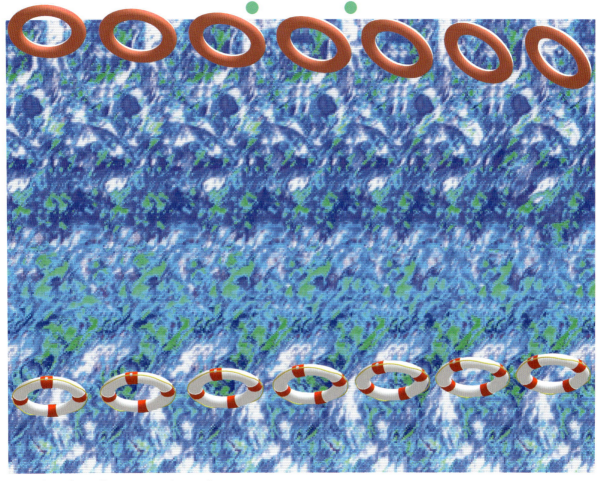

いる？いない？　特技はジャンプ

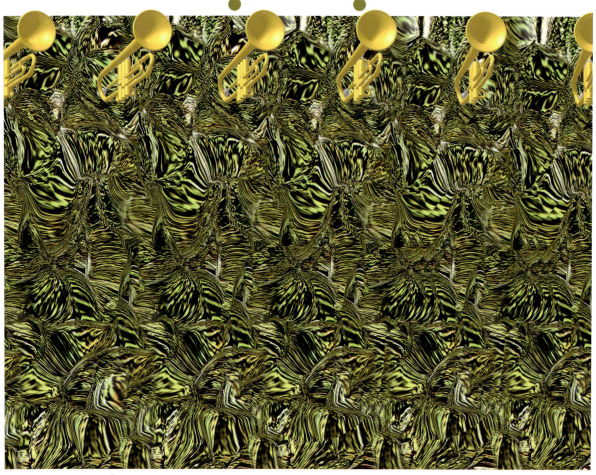

バンドの主役　弾けたらモテるかも

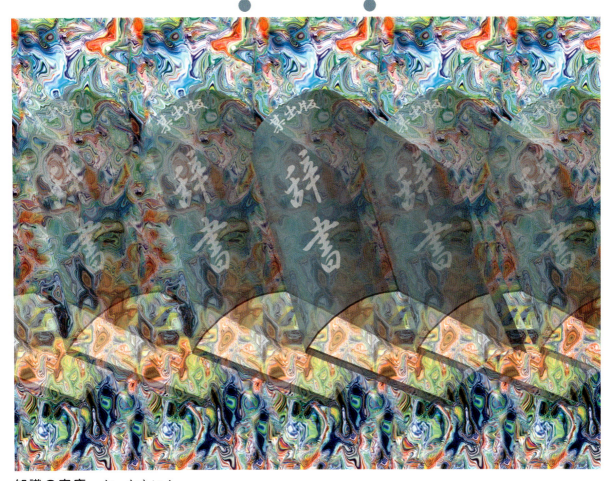

知識の宝庫　お、おもい！

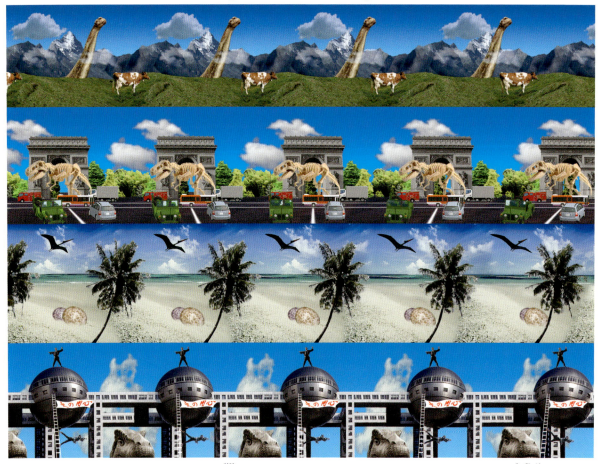

ワールド・ジュラ・パーク　アルプス悠々、パリ・ブールヴァール、トロピカル・ビーチ、お台場出初式

レベル2　ここからは見るのに少し注意が必要です

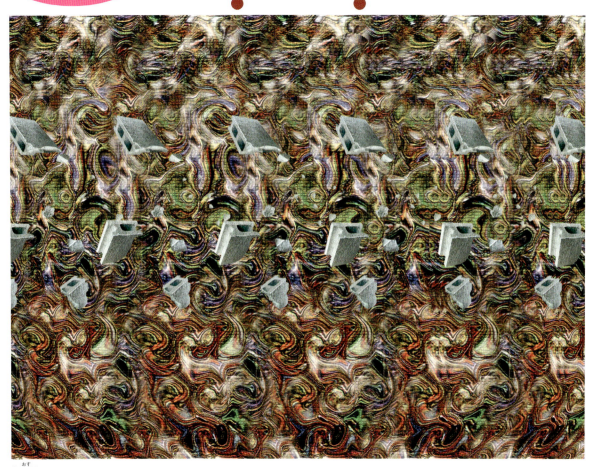

押忍　トォーリャー！

箱入り娘　早い話、ちり紙です

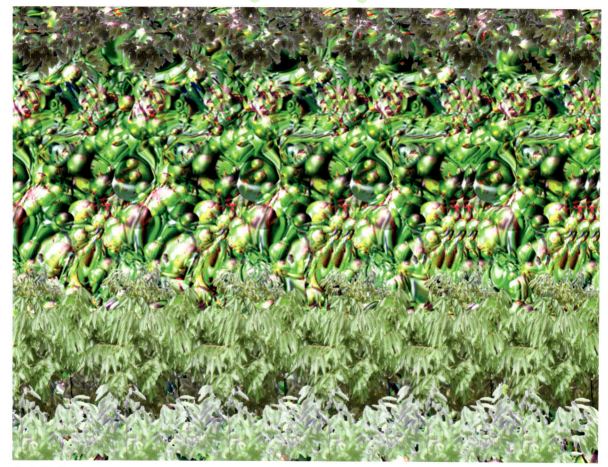

草食動物　おセンベイも食べますけど

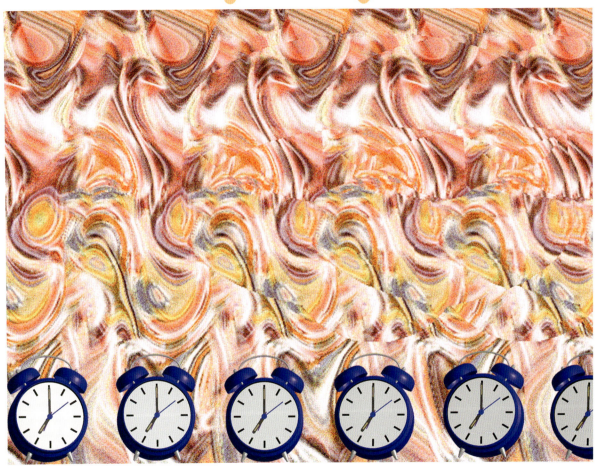

携帯式時間測定器　コチ、コチ、コチ……

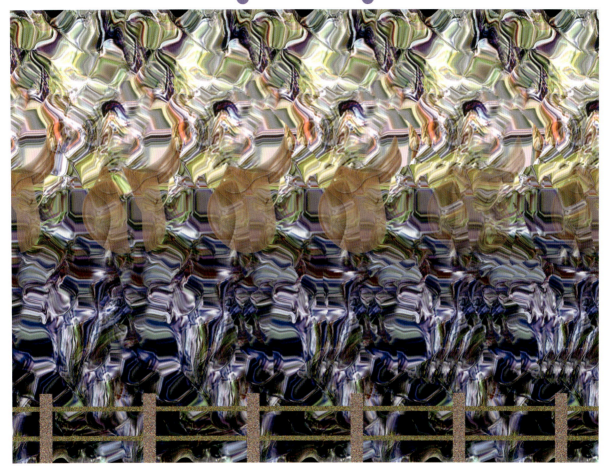

牧場にて　ゆうゆうカッポしてます

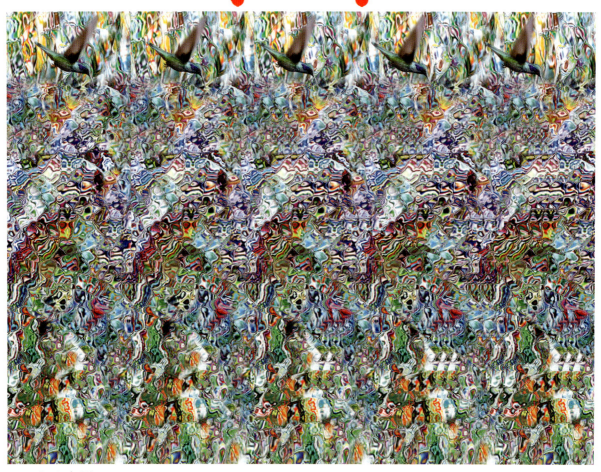

ペットの女王　狩りだってうまいんです

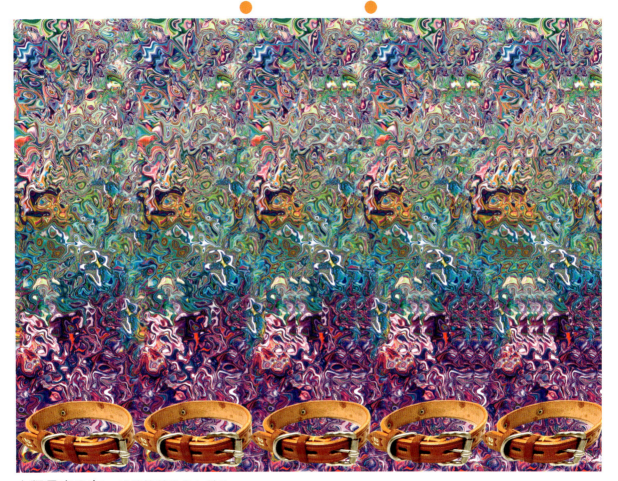

人類最良の友　予防接種はすんだ？

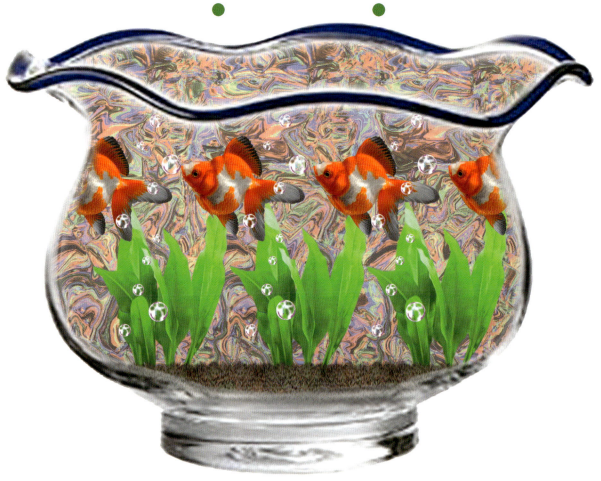

金魚鉢　スモール・ワールド遊泳

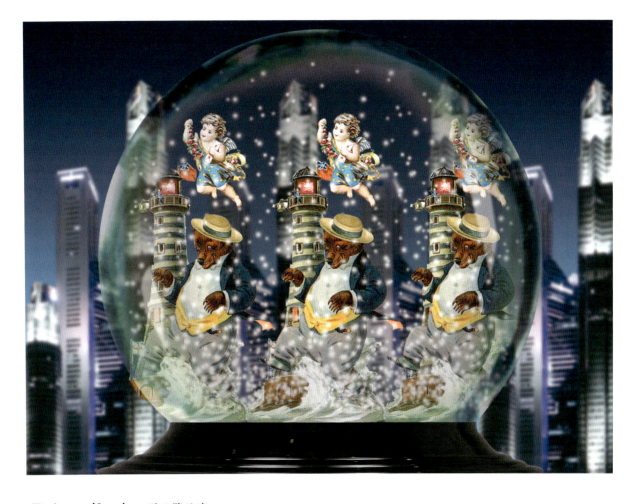

スノー・ドーム　雪の降る夜

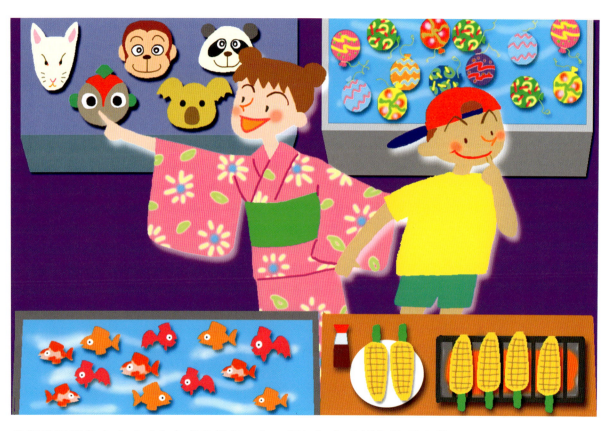

お祭りにきたカナメくんとおねえちゃん。ほしいものばかりですが、
まずなにを買ったのか、右ページを見て答えてください。

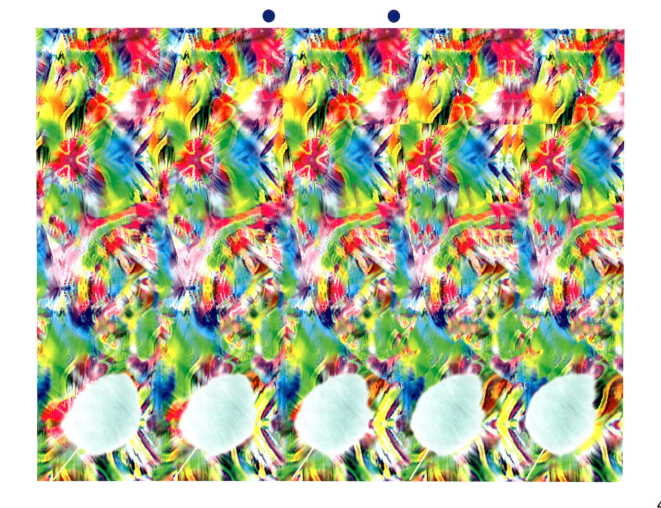

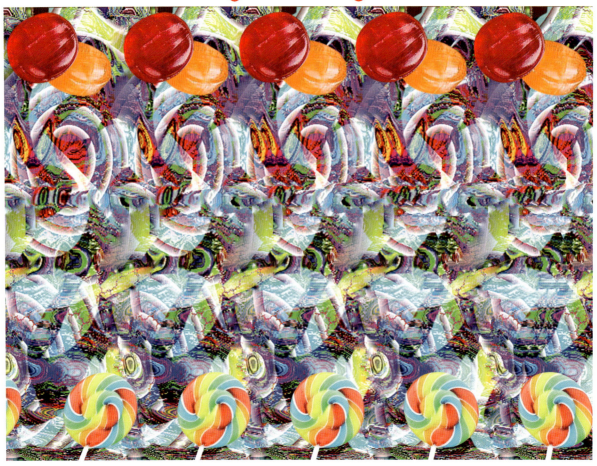

これもスイーツ 虫歯に気をつけてね

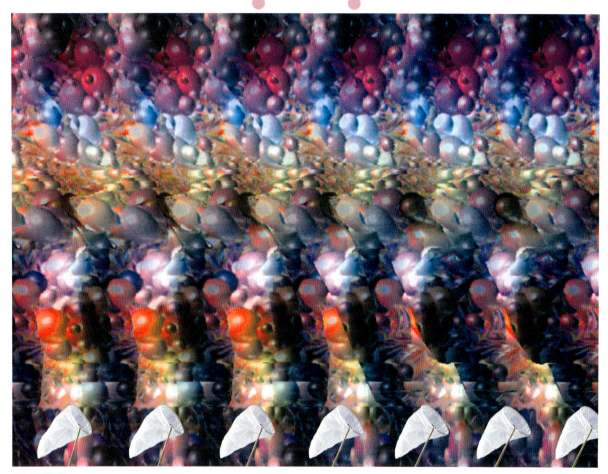

昆虫採集　セミと〇〇〇は必須です

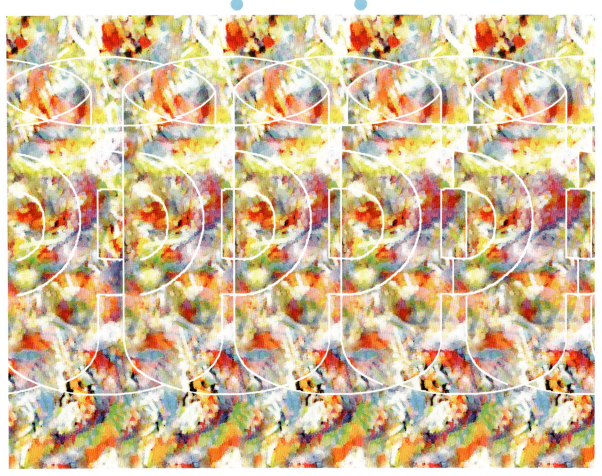

朝のコーヒー　もう一杯おかわり

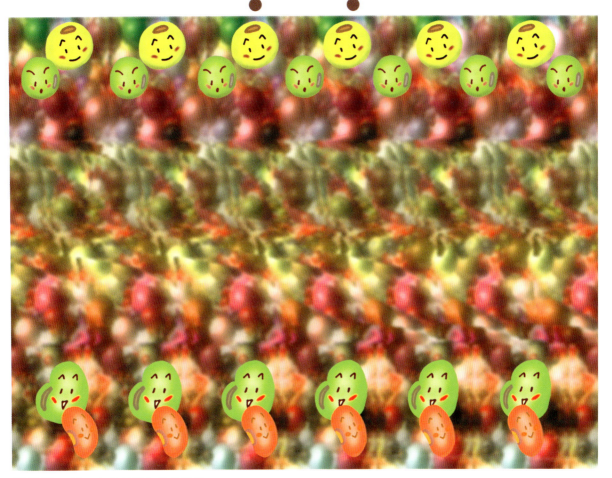

畑の肉　ビールの友でもあります

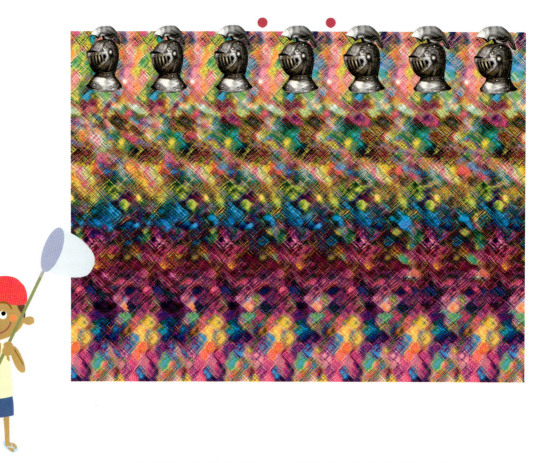

アキラくんが今日ねらっている虫はなんでしょう？

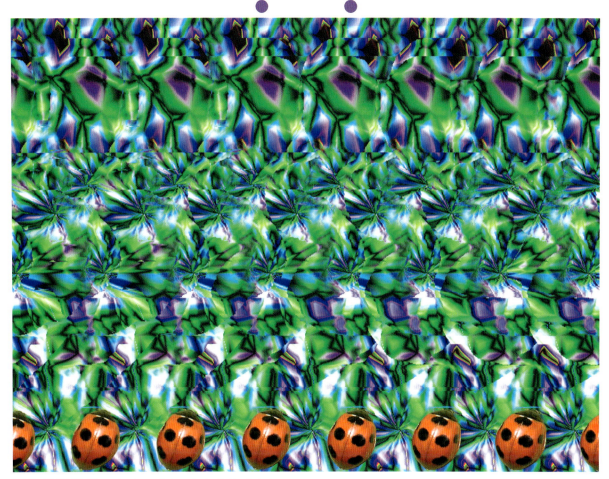

三枚？四枚？　トランプでいうとクラブです

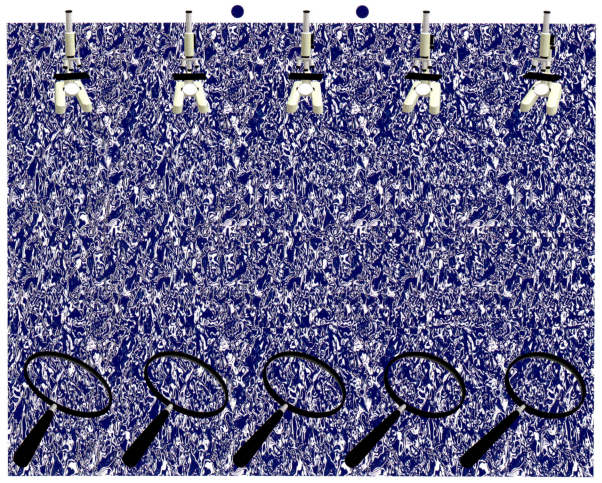

レンズの一種　おー、よく見える

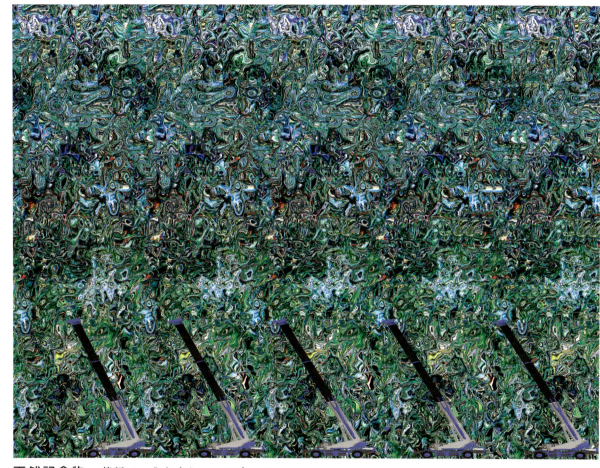

天然記念物　英語でいうとクレーンですって

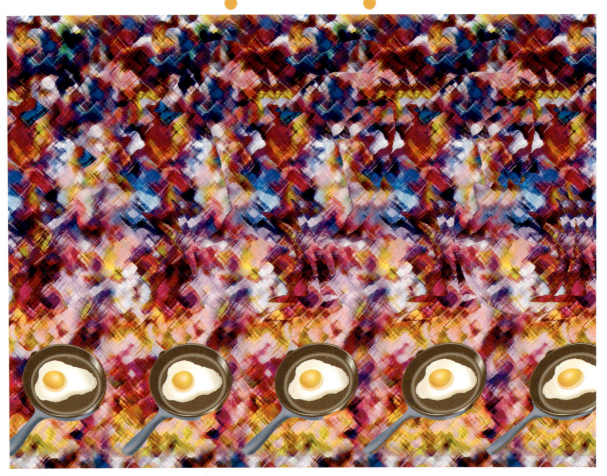

誕生！　小さくて、フワフワで、黄色いの

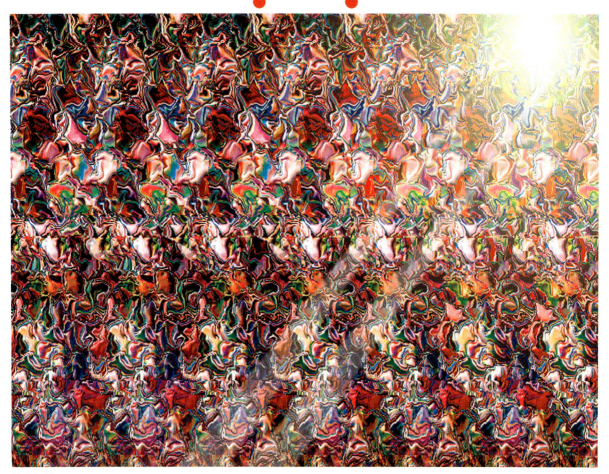

絶滅種　学名：ニッポニア・ニッポン

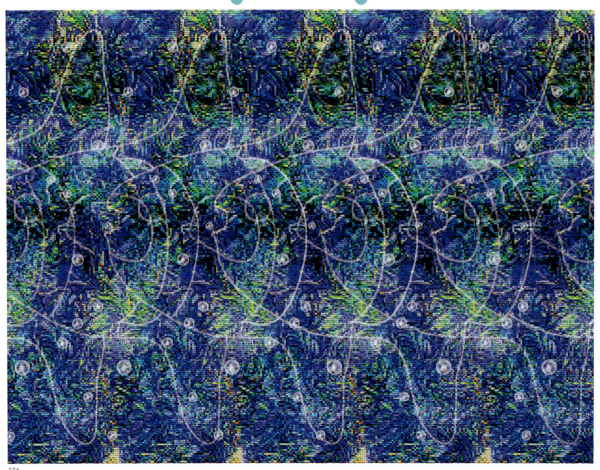

漂うさかな　ラテン音楽ではありません

レベル3 ここからは難易度がさらに上がります

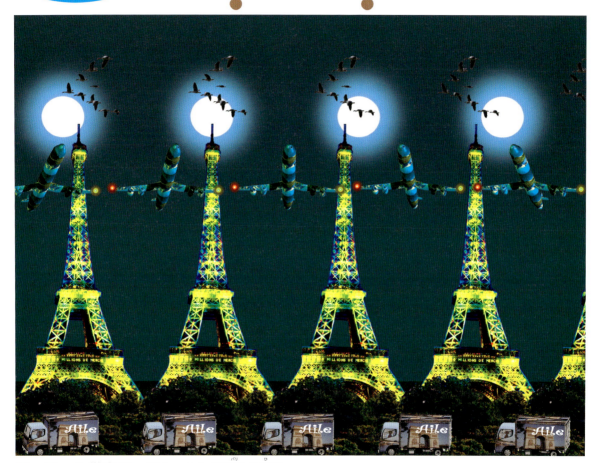

エッフェル塔夜景　翼よ、これが巴里(パリ)の灯(ひ)だ

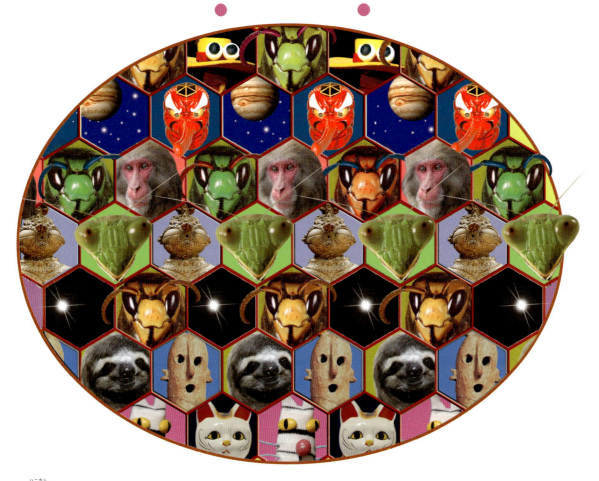

蜂の巣(ハニカム)　な、なんだかハチだけじゃないような……

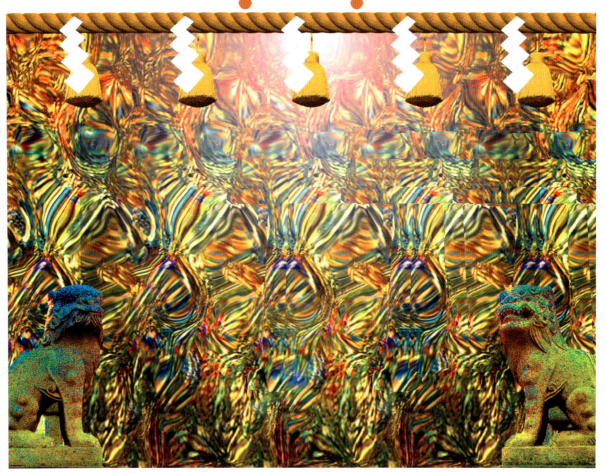

神域の入り口 初詣にくぐったでしょ？

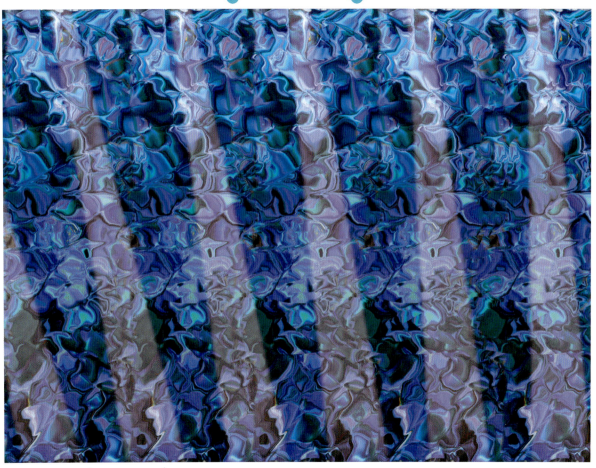

海の王者　「獲る」から「観る」へ

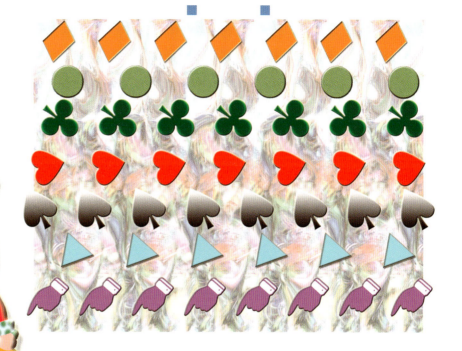

トランプの王様が、自分のマークを忘れて困っています。
平行法で見ると上から五番目、
交差法で見ると三番目にあるマークだそうです。
どれでしょう？

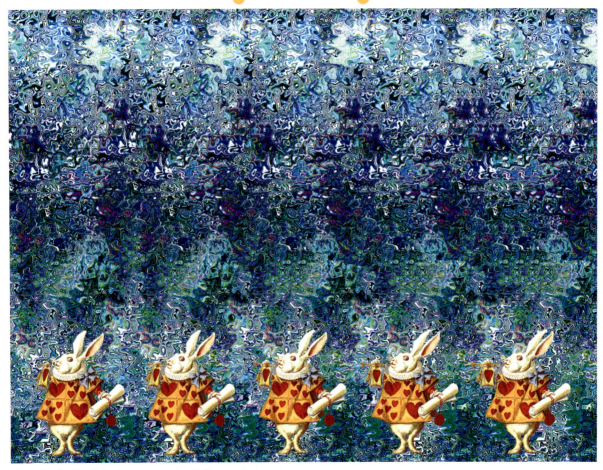

歩みはおそくとも　ウサギの終生のカタキです

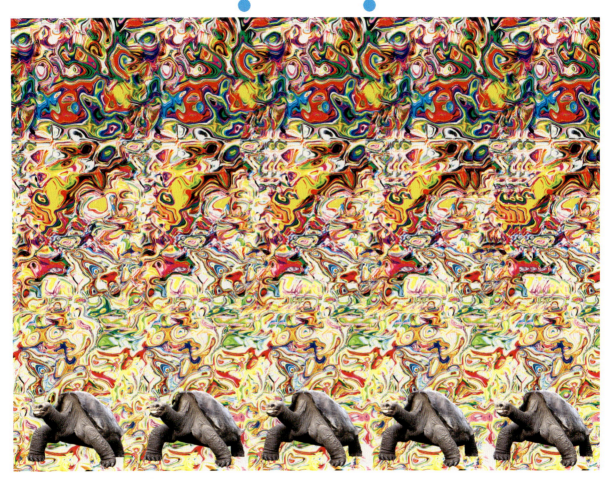

かけっこ　もう一度勝負しろ！

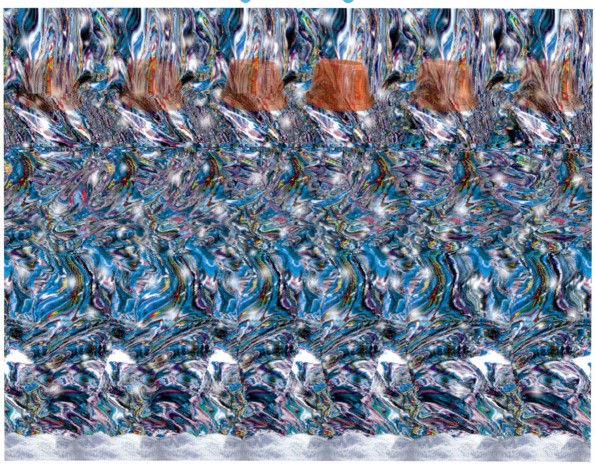

雪遊び　つもると必ずつくるもの

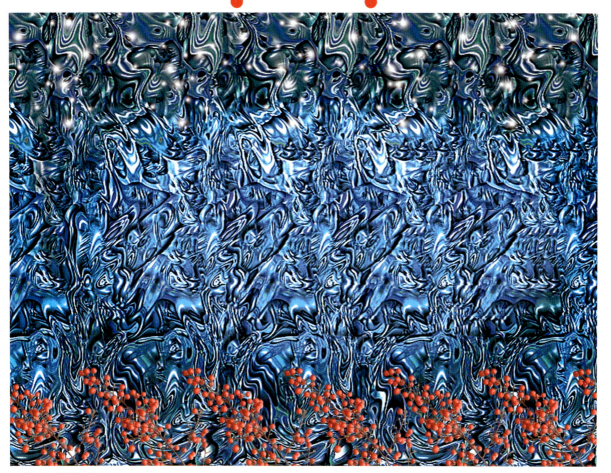

これも雪遊び　南天の実を入れて完成

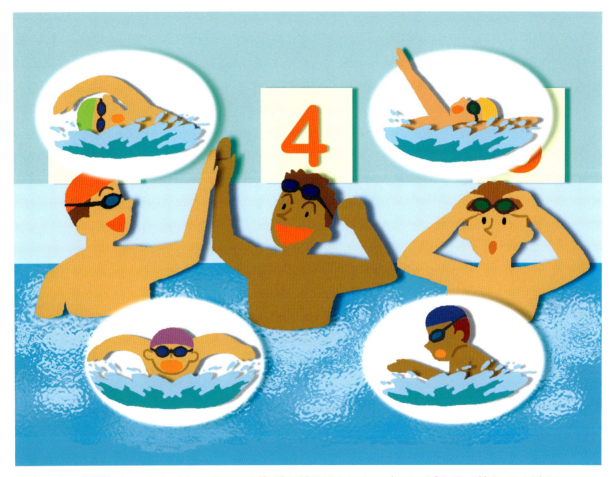

水泳大会で優勝したユウトくんです。この泳ぎの種目はなにか、右ページを見て答えてください。

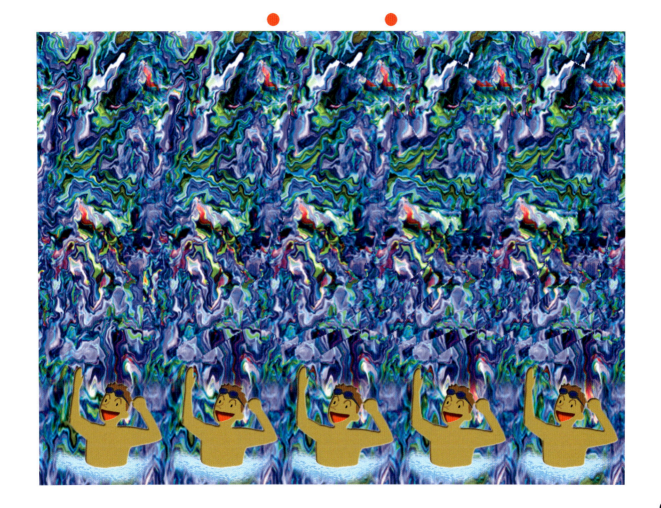

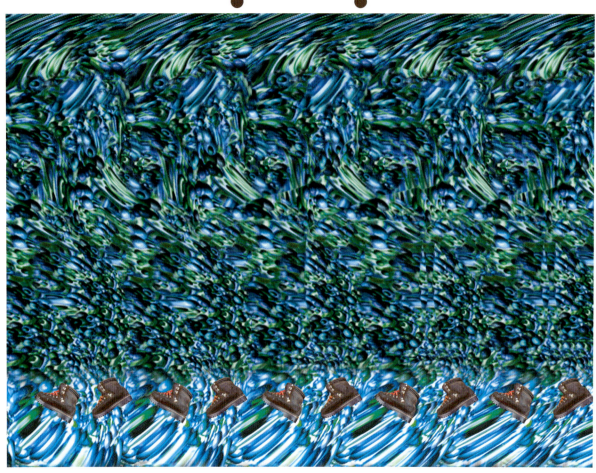

ヨチヨチ歩き 泳いでるときの姿を見て！

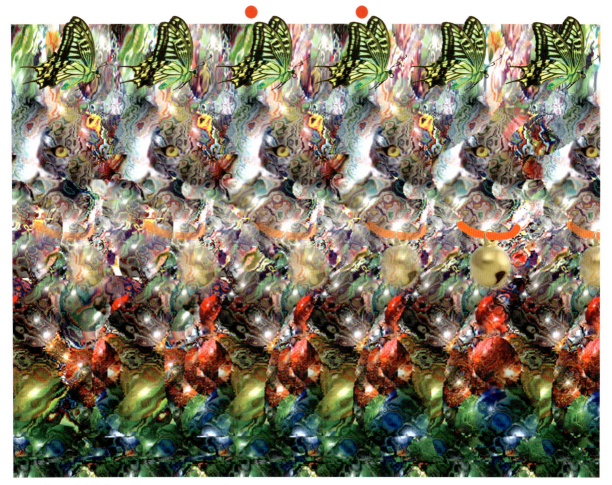

ペットの女王2　鈴をつけたのはだれ？

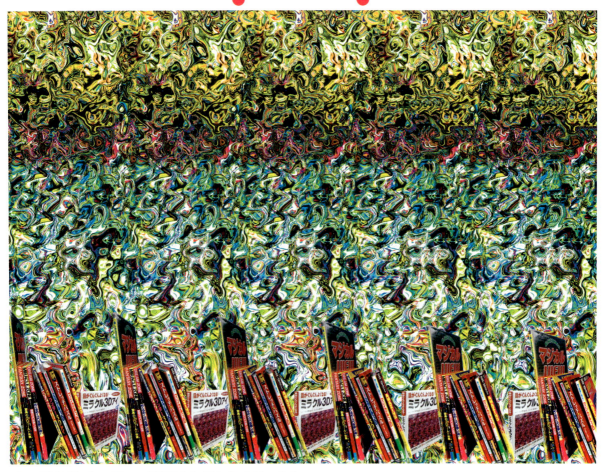

ページをめくって　ご愛読ありがとうございます

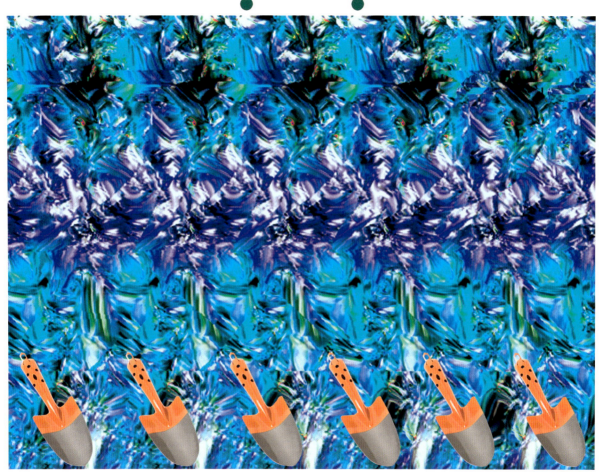

軟骨魚類　シャベルに似てませんか？

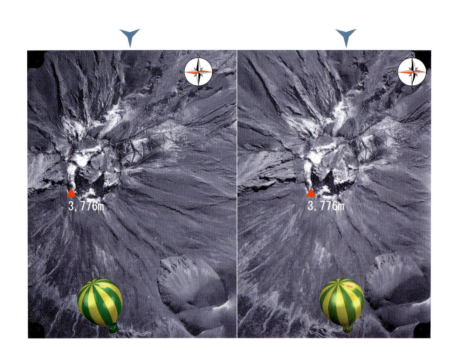

富士山　交差法でごらんください

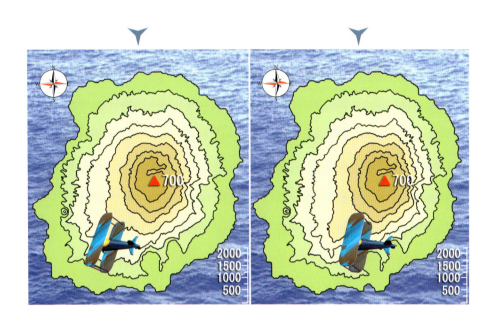

三宅島　交差法でごらんください

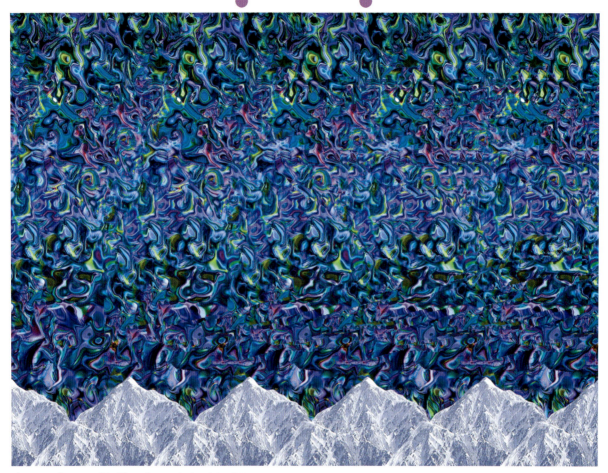

ウィンター・スポーツ　最近の板は短い

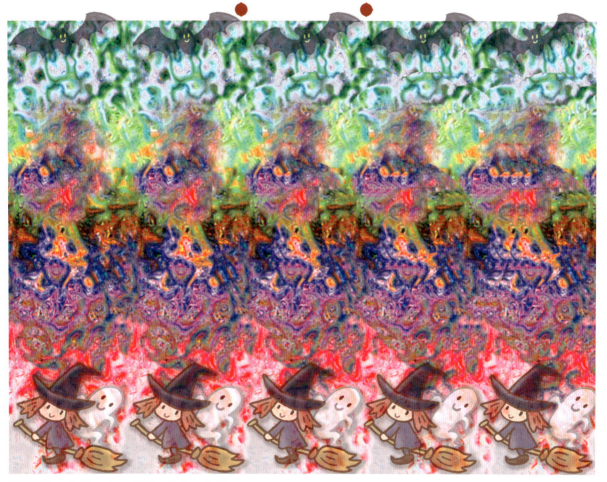

収穫祭　トリック・オア・トリート？

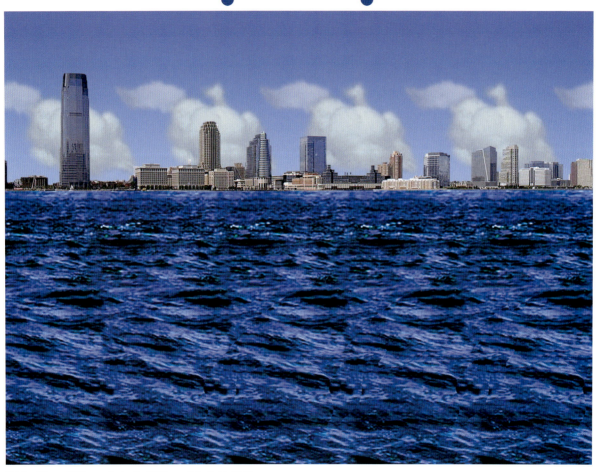

マンハッタン　なにかが泳いでますけど？

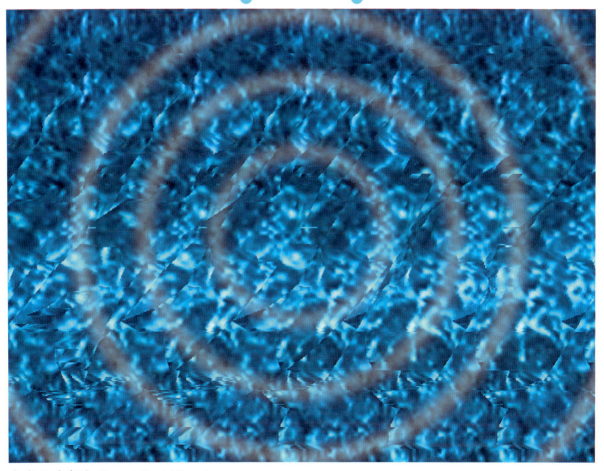

広島の人気もの　王者の風格です

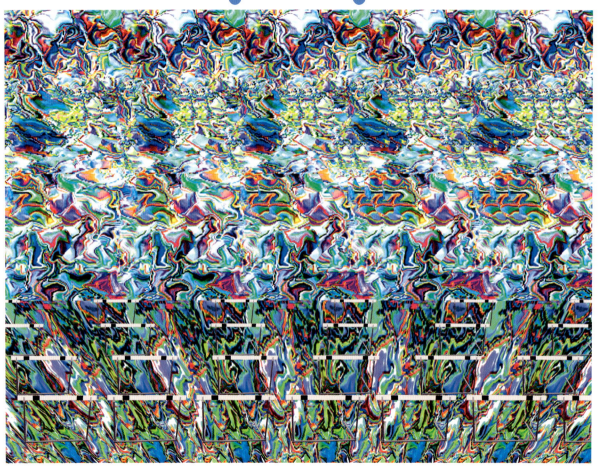

ジャンプの名人　100 メートル走は 5 秒台だそうです

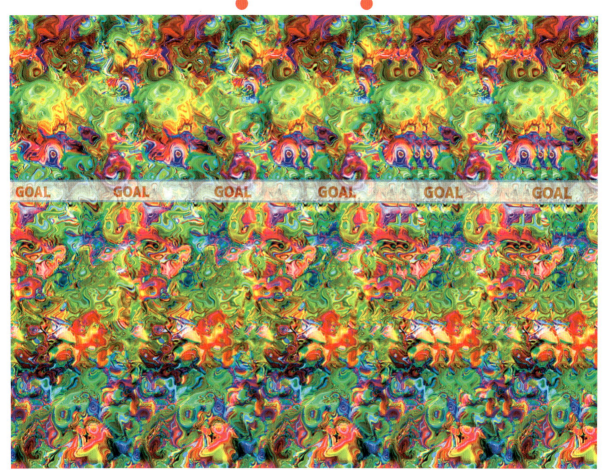

ゴール・イン！　テープを切るのはウィナーだけ

解 答

注：★印の絵は月刊『新世』誌（倫理研究所刊）所載

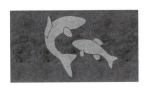
カバー表　コイ

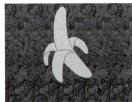
カバー裏　バナナ

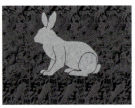
P.1　ウサギ

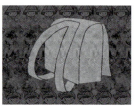
P.9　ランドセル

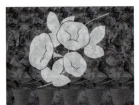
P.10　アサガオ

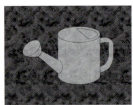
P.11　ジョウロ

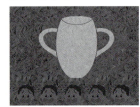
P.13　ツボを割った

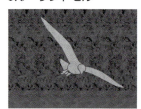
P.14　カモメ

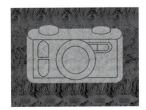
P.15　カメラ

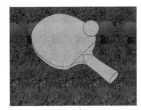
P.17　ラケット

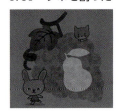
P.18　ラ・フランス

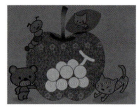
P.19　ブドウ

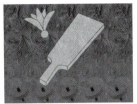
P.20　羽子板

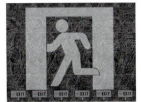
★ P.21　非常口

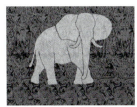
P.22　ゾウ

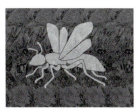
P.23　ハチ

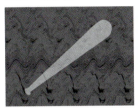
P.25　野球

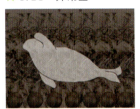
P.26　アザラシ

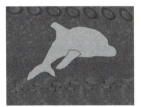
P.27　イルカ

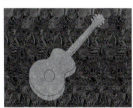
P.28　ギター

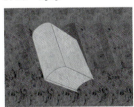
P.29　辞書

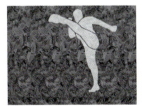
P.31　キック

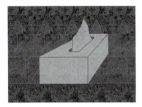
P.32　ティッシュ

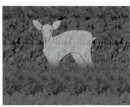
★ P.33　仔鹿

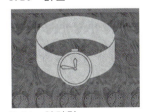
P.34　腕時計

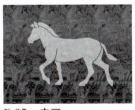
P.35　ウマ

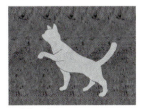
P.36　ネコ

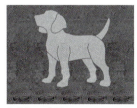
P.37　イヌ

77

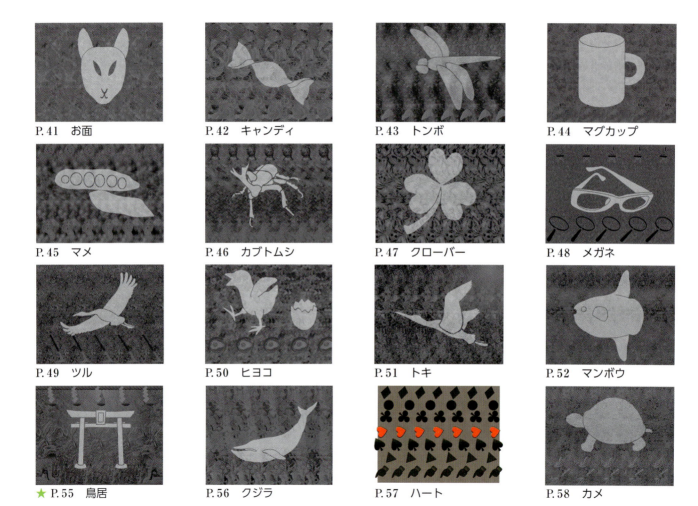

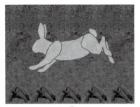
P.59　ウサギ

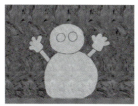
P.60　雪ダルマ

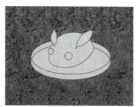
★ P.61　雪ウサギ

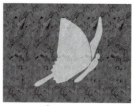
P.63　バタフライ

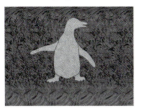
P.64　ペンギン

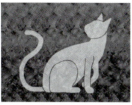
P.65　ネコ2

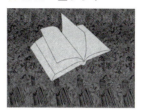
P.66　本

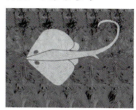
P.67　エイ

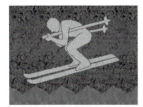
P.70　スキー

★ P.71　カボチャ

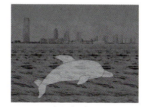
P.72　イルカ2

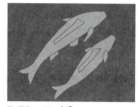
P.73　コイ2

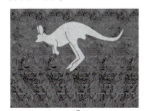
P.74　カンガルー

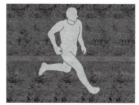
P.75　ランナー

● 監修者紹介

今野清志（こんの　せいし）

日本リバース院長。目と耳の美容室院長。目と耳の美容学院院長。1953年宮城県生まれ。中央大学法学部卒業後、東京慈恵医大アイソトープ科で医学を学ぶ。中国中医研究院、中国北京国際鍼灸倍訓中心結業での研修を経て開業。視力回復をはじめ、目と耳の施療で多くの実績を上げる。現在は眼科医との共同研究による、西洋医学と中医学を取り入れた日本で唯一の「新眼科ドック」を実施。
著書にベストセラー『目は1分でよくなる！』『自律神経は1分で整う！』（自由国民社）などがある。

● 著者紹介

ジョージ3（じょーじ　さん）

1938年東京生。30数年間TV番組制作に携わる。73年フジテレビ「ひらけ！ポンキッキ」でデザインしたガチャピン・ムックは、45年後の2018年3月に引退した。87年フジテレビ／ニッポン放送「'87夢工場・Discovision360」の企画・構成にて最優秀賞および国際映像大賞を受賞。93年より日本文芸社他から3D本を多数出版。
日本ワイルドライフアート協会（JAWLAS）会員。
東京練馬区桜台体育館卓球クラブ、仲町卓球クラブ会員
feles3@viola.ocn.ne.jp

鴨下惠子（かもした　けいこ）

東京生まれ。TV美術制作会社を経てフリーイラストレーターとなる。女性のイラストを主として描き、他にクレイ、CG、コラージュなどを幅広く手がける。
趣味の写真で、街中でネコやスナップを撮っている。
ちなみに、亡き父鴨下春明は、彫金の人間国宝。

● 装丁・DTP　　若林繁裕
● 協力・一般社団法人 倫理研究所

視力回復スーパー3Dアイ

2018年8月20日　第1刷発行
2022年6月20日　第3刷発行

監修者　今野清志

著　者　ジョージ3＋鴨下惠子

発行者　吉田芳史

印刷所　図書印刷株式会社

製本所　図書印刷株式会社

発行所　株式会社日本文芸社
　　　　〒100-0003 東京都千代田区一ツ橋1-1-1
　　　　パレスサイドビル8F
　　　　TEL 03-5224-6460（代表）

乱丁・落丁などの不良品がありましたら、小社製作部あてにお送りください。
送料小社負担にておとりかえいたします。

法律で認められた場合を除いて、本書からの複写・転載（電子化を含む）は禁じられています。
また代行業者等の第三者による電子データ化及び電子書籍化は、いかなる場合にも認められていません。

© 2018　George Katagiri + Keiko Kamoshita
Printed in Japan　112180810-112220609 Ⓝ 03　（240066）
ISBN978-4-537-21606-6
編集担当・坂
URL https://www.nihonbungeisha.co.jp/